La Bible des Salades 2023

Recettes Fraîches et Saines pour Tous les Goûts

Charlotte Dubois

Contenu

Salade croustillante crémeuse 9

Salade bistrot bacon 11

Salade de thon au curry 13

Salade d'épinards aux canneberges 15

Salade d'épinards des Bermudes 17

Salade d'épinards et champignons 19

Salade d'épinards tombés 21

Salade tiède de choux de Bruxelles, bacon et épinards 23

Salade de brocoli 25

Salade des vendanges 27

Salade verte d'hiver 29

Salade de tomates mozzarella 31

Salade BLT 33

Une belle salade 35

Salade d'amandes et de mandarines 37

Salade de thon et mandarine 39

Salade de macaronis et thon 41

Salade asiatique 43

Salade de pâtes au poulet asiatique 45

salade Cobb 47

Recette de salade de maïs à la roquette et au bacon 49

Recette de salade de pois noirs 51

Recette de salade de roquette aux betteraves et fromage de chèvre ..53

Recette de salade de chou asiatique 55

- Recette de salade de nouilles asiatiques ... 57
- Recette de la salade d'asperges et d'artichauts ... 59
- Recette de salade d'asperges aux crevettes ... 61
- Recette de salade de myrtilles et pêches au thym ... 63
- recette salade de brocoli ... 65
- Recette de salade de brocoli avec vinaigrette aux canneberges et à l'orange ... 67
- Salade d'avocat aux tomates ancestrales ... 69
- recette Salade cardamome et agrumes ... 71
- Recette de salade de câpres et de maïs ... 73
- Salade de céleri rave ... 75
- Salade Feta de tomates cerises et concombres ... 77
- Recette Salade de concombre à la menthe et à la feta ... 79
- Recette de salade d'orzo aux tomates cerises ... 81
- Recette de salade de concombre aux raisins et aux amandes ... 83
- Recette de salade de quinoa et menthe ... 85
- Recette de couscous aux pistaches et abricots ... 87
- recette salade de chou ... 89
- Recette de salade de petits pois froids ... 91
- Recette de salade de concombre et yaourt ... 93
- La recette de papa pour la salade grecque ... 95
- La recette de papa pour la salade de pommes de terre ... 97
- Recette de salade d'endives aux noix, poires et gorgonzola ... 99
- Recette Salade de fenouil à la vinaigrette à la menthe ... 101
- Recette de salade de fenouil, radicchio et endive ... 103
- Une recette pour une salade festive de betteraves et d'agrumes avec du chou frisé et des pistaches ... 105
- Recette de salade de betterave dorée et grenade ... 107

Délicieuse salade de maïs et de haricots noirs	109
Dessert croustillant au brocoli	111
Salade façon bistrot	113
Sammies de salade Satay au poulet plus saines et saines	115
Salade de poulet de Cléopâtre	117
Salade thaï-vietnamienne	119
Salade Cobb de Noël	121
Salade de pommes de terre vertes	124
Salade de maïs grillé	127
Salade de chou et raisin	129
Salade d'agrumes	131
Salade de fruits et laitue	133
Salade de pommes et laitue	135
Salade de haricots et poivrons	137
Salade de carottes et dattes	139
Vinaigrette crémeuse au poivre	140
Salade hawaienne	142
Salade de maïs grillé	144
Salade de chou et raisin	146
Salade d'agrumes	148
Salade de fruits et laitue	150
Salade de poulet au cari	152
Salade d'épinards aux fraises	154
Salade sucrée du restaurant	156
Salade de macaronis classique	158
Salade de poires au roquefort	160
Salade Barbie au thon	162

Salade de poulet des Fêtes	164
Salade mexicaine de haricots	166
Salade de pâtes au bacon	168
Salade de pommes de terre rouges	170
Salade de haricots noirs et couscous	172
Salade de poulet grecque	174
Fantastique salade de poulet	176
Salade de poulet au curry de fruits	178
Une merveilleuse salade de poulet au curry	180
Salade de carottes épicée	182
Salade de pommes à l'asiatique	184
Salade de courgettes et d'orzo	186
Salade de fruits au cresson	188
salade César	190
Salade de poulet à la mangue	192
Salade d'oranges à la mozzarella	194
Salade aux trois haricots	196
Salade de tofu au miso	198
Salade de radis japonais	200
Cobb du sud-ouest	202
Pâtes Caprese	204
Salade de truite fumée	206
Salade d'oeufs aux haricots	208
Salade d'Ambrois	209
Salade de quartier	211
Salade de piment espagnol	213
Salade de mimosa	215

Waldorf classique 217

Salade croustillante crémeuse

Ingrédients

Une tasse de mayonnaise

2 cuillères. vinaigre de cidre de pomme

1 cuillère à café de graines de cumin

1 tête de chou émincé

2 oignons nouveaux, hachés

2 pommes vertes, coupées en tranches

1 tasse de bacon

Sel et poivre au goût

méthode

La mayonnaise doit être mélangée avec des graines de carvi et du vinaigre de cidre de pomme. Une fois bien mélangé, mélanger le mélange avec du chou finement haché, des oignons nouveaux, des pommes vertes et du bacon cuit. Maintenant, mélangez bien les ingrédients, puis assaisonnez au goût, si nécessaire ajoutez du sel et du poivre, au goût, puis laissez reposer un moment avant de servir.

Apprécier!!

Salade bistrot bacon

Ingrédients

1 tasse de bacon

2 cuillères. vinaigre de cidre de pomme

1 cuillère à café de moutarde de Dijon

Huile d'olive

1 botte de mesclun à souhaits

Sel et poivre au goût

1 oeuf, poché

méthode

Le bacon est d'abord frit, puis le bacon frit est haché. Mélangez maintenant le cidre, la moutarde de dijon, l'huile d'olive, le sel et le poivre dans un bol. Après avoir bien mélangé tous ces ingrédients, mélangez ce mélange avec la verdure de mesclun. Garnir ensuite la salade de bacon haché et d'œufs pochés.

Apprécier!!

Salade de thon au curry

Ingrédients

1 cuillère à café de curry en poudre

Huile végétale

½ tasse de mayonnaise

Jus de citron vert

Boîte de thon

Couper 2 oignons rouges en rondelles

1 botte de coriandre

10-12 raisins secs dorés

Sel et poivre au goût

méthode

Faites griller la poudre de curry dans de l'huile végétale puis laissez-la refroidir de côté. Maintenant, mettez la mayonnaise, le jus de citron vert, le sel et le poivre dans un bol et mélangez bien. Maintenant, prenez la poudre frite et ce mélange et mélangez-le avec le thon en conserve, la coriandre, l'oignon rouge et les raisins secs. Mélangez-les bien, puis servez une salade délicieuse et intéressante.

Apprécier!!

Salade d'épinards aux canneberges

Ingrédients

½ tasse de beurre

Moins d'une tasse d'amandes émondées

Un demi-kilo d'épinards coupés en morceaux

Une tasse de canneberges séchées

1 cuillère à café de graines de sésame, grillées

1 cuillère à café de graines de pavot

1/2 tasse de sucre blanc

1 oignon, émincé

1 cuillère à café de paprika

Environ 1/2 tasse de vinaigre de vin blanc

vinaigre de cidre de pomme

1/2 tasse d'huile végétale

méthode

Prenez une casserole et faites fondre le beurre dans l'huile à feu doux, puis mélangez-y les amandes et faites griller. Et quand il est grillé, laissez-le refroidir un peu. Maintenant, prenez un autre bol de taille moyenne, mélangez les graines de sésame, les graines de pavot, le sucre, l'oignon, le vinaigre de vin blanc, le cidre de pomme et l'huile. Mélanger ensuite le mélange avec les épinards et enfin mettre dans un bol d'amandes frites et de canneberges séchées. Ensuite, la salade est prête à servir.

Apprécier!!

Salade d'épinards des Bermudes

Ingrédients

5-6 oeufs

1/2 kg de bacon

Environ deux kilogrammes d'épinards finement hachés

3 croûtons

1 tasse de champignons

1 oignon

Une tasse de sucre blanc

Huile végétale

1 cuillère à café de poivre noir, moulu

graines de céleri

1 cuillère à café de moutarde de Dijon

méthode

Mettez les œufs dans une casserole et couvrez complètement la casserole d'eau froide, puis portez l'eau à ébullition, puis laissez l'œuf se déposer dans l'eau, puis mettez la casserole de côté et laissez-la refroidir. Une fois les œufs refroidis, écalez-les et hachez-les. Maintenant, mettez le bacon dans la poêle et faites-le cuire jusqu'à ce qu'il devienne brun. Après cuisson, égouttez-les. Maintenant, prenez le reste des ingrédients et mélangez bien. Une fois bien mélangée, la salade est prête à servir.

Apprécier!!

Salade d'épinards et champignons

Ingrédients

1 livre de bacon, tranché

3 oeufs

1 cuillère à café de sucre blanc

2-3 cuillères à soupe. de l'eau

2 cuillères. vinaigre de cidre de pomme

Un kilo d'épinards

Sel

Environ un demi-kilogramme de champignons, coupés en tranches

méthode

Prenez une grande poêle et faites revenir les tranches de bacon dans l'huile à feu moyen. Lorsque le bacon devient doré, émiettez-le et mettez-le de côté en laissant la graisse de bacon en même temps. Maintenant, mettez les œufs dans une casserole et couvrez-les d'eau, puis portez l'eau à ébullition. Après cela, sortez les œufs et laissez-les refroidir, puis écalez-les et coupez-les en rondelles. Maintenant, mettez le sucre, l'eau, le vinaigre et le sel dans une casserole avec la graisse de lard et faites bien chauffer. Maintenant, mettez tous les ingrédients avec les épinards dans un grand bol, mélangez-les et la délicieuse salade est prête à servir.

Apprécier!!

Salade d'épinards tombés

Ingrédients

3 oeufs

Kilo de bacon, tranché

Une botte d'épinards nettoyés et séchés

Environ une tasse de sucre

1/2 tasse de vinaigre blanc

Une tasse de vinaigre de vin rouge

3 oignons verts

méthode

Mettez les œufs dans une casserole et couvrez-les d'une quantité suffisante d'eau froide, puis portez l'eau à ébullition en couvrant la casserole. Lorsque les œufs sont cuits, laissez-les refroidir, puis écalez-les et coupez-les en tranches ou en quartiers. Maintenant, sortez le bacon de la poêle et faites-le cuire à feu doux. Lorsque le bacon est doré, transférez-le dans un grand bol avec les épinards et les oignons verts. Versez la graisse de bacon et les autres ingrédients dans un bol, mélangez bien et la salade est prête à servir.

Apprécier!!

Salade tiède de choux de Bruxelles, bacon et épinards

Ingrédients

6-7 tranches de bacon

2 tasses de choux de Bruxelles

1 cuillère à café de graines de cumin

2 cuillères. Huile végétale

2 cuillères. vinaigre de vin blanc

1/2 livre d'épinards, hachés, lavés et séchés

méthode

Mettez le bacon dans une casserole et faites cuire à feu moyen jusqu'à ce que le bacon soit doré. Une fois cuites, émiettez-les et réservez. Maintenant, les germes doivent être cuits à la vapeur jusqu'à ce qu'ils ramollissent. Ajouter les germes avec les graines de carvi au reste de graisse de bacon dans la poêle et remuer pendant une minute ou deux jusqu'à ce qu'ils ramollissent. Maintenant, mettez tous les ingrédients avec le bacon et les épinards dans un bol et mélangez bien. Une fois bien mélangée, la délicieuse salade est prête à servir.

Apprécier!!

Salade de brocoli

Ingrédients

1 tasse de mayonnaise faible en gras

2 têtes de brocoli, frais, coupé en morceaux

1/2 tasse d'oignon rouge, haché finement

1/2 tasse de raisins secs

2 cuillères. vinaigre de vin blanc

1 cuillère à café de sucre blanc 1 tasse de graines de tournesol

méthode

Jetez le bacon dans la poêle et faites-le cuire à feu moyen jusqu'à ce qu'il soit doré. Puis égouttez le bacon et réservez. Maintenant, mettez tous les ingrédients dans un bol, avec le bacon cuit, et mélangez bien. Quand ils sont mélangés, laisser refroidir une heure ou deux au réfrigérateur et servir frais.

Apprécier!!

Salade des vendanges

Ingrédients

1/2 tasse de noix hachées

1 botte d'épinards, nettoyés et coupés en morceaux

1/2 tasse de canneberges

1/2 tasse de fromage bleu, haché ou émietté

2 tomates, dénoyautées et hachées

1 avocat, pelé et coupé en dés

2 cuillères. Vinaigre de vin noir

2 cuillères. Confiture de framboise rouge

1 tasse d'huile de noix

Sel et poivre noir, au goût

méthode

Chauffez le four à 190°C, disposez les noix dans un plat et faites-les griller jusqu'à ce qu'elles soient bien dorées. Maintenant, prenez un bol et mélangez les épinards, les noix, les canneberges, l'oignon rouge, l'avocat, le fromage bleu et les tomates. Quand c'est bien mélangé, prenez un autre petit récipient et mélangez la confiture, l'huile de noix, le poivre et le sel et le vinaigre. Versez maintenant ce mélange dans la salade et mélangez bien. Laisser refroidir une heure ou deux avant de servir.

Apprécier!!

Salade verte d'hiver

Ingrédients

1 botte de chou vert haché

1 bouquet de feuilles de chou hachées

1 laitue romaine, tranchée

1 tête de chou rouge

1 poire

1 oignon des Bermudes

1 avocat, pelé et coupé en dés

2 carottes, râpées

2-3 cuillères à soupe. Raisins secs

Huile d'olive

Vinaigre

1 cuillère à café de miel

1 cuillère à café d'origan

1 cuillère à café de moutarde de Dijon

1 gousse d'ail, hachée

Poivres

méthode

Prenez un grand bol et mélangez les feuilles de chou, le chou frisé et la carotte râpée avec le chou, les noix, les tomates et les raisins secs et mélangez-les ensemble. Maintenant, prenez un autre petit bol et mettez-y le reste des ingrédients et mélangez bien. Lorsque les ingrédients sont bien mélangés, prenez le mélange et versez-le sur le bol avec les feuilles de chou et de chou et enrobez bien le tout. Il est donc prêt à servir.

Apprécier!!

Salade de tomates mozzarella

Ingrédients

5 tomates

1 tasse de fromage mozzarella, tranché

2 cuillères. Huile d'olive

2 cuillères. Vinaigre balsamique

Ajouter sel et poivre au goût

Feuilles de basilic frais, déchirées en morceaux

méthode

Placer les tomates et la mozzarella sur un plat de service et les disposer en alternance. Maintenant, vous devez mélanger l'huile, le vinaigre, le sel et le poivre et verser sur le plat pour servir. Avant de servir, saupoudrer de feuilles de basilic sur la salade.

Apprécier!!

Salade BLT

Ingrédients

1 livre de bacon

1 tasse de mayonnaise

1 cuillère à café d'ail en poudre

Sel et poivre au goût

1 tête de romaine

2 tomates

2 croûtons

méthode

Cuire les spekas dans une poêle à feu moyen jusqu'à ce qu'ils soient uniformément dorés, puis égoutter et réserver. Maintenant, prenez un multitâche et mélangez la mayonnaise, le lait, la poudre d'ail, le poivre, jusqu'à ce qu'ils aient une texture lisse. La vinaigrette est donc prête. Maintenant, mettez la laitue, le bacon cuit, les tomates et les croûtons dans un bol, puis versez la vinaigrette et enrobez-les correctement. Laisser refroidir une heure ou deux avant de servir.

Apprécier!!

Une belle salade

Ingrédients

1 bouquet de jeunes pousses d'épinards

2 oignons rouges

1 boîte de mandarines, égouttées

1 tasse de canneberges séchées

½ tasse de fromage feta, émietté

1 tasse de mélange de vinaigrette pour vinaigrette

méthode

Placer tous les ingrédients sauf le mélange de vinaigrette dans un grand bol et bien mélanger. Lorsque les ingrédients sont bien mélangés, saupoudrez la vinaigrette sur le saladier et la belle salade est prête à servir.

Apprécier!!

Salade d'amandes et de mandarines

Ingrédients

1/2 kg de bacon

2 cuillères à café de vinaigre de vin blanc

1 cuillère à café de miel

1 cuillère à café de moutarde forte

1 cuillère à café de sel de céleri

1 cuillère à café de paprika

1 salade de feuilles rouges

1 boîte de mandarines, égouttées

2 oignons verts, tranchés

1 tasse d'amandes, plaquées argent

méthode

Prenez une casserole et faites cuire le bacon couvert jusqu'à ce qu'il devienne brun. Pour préparer la vinaigrette, mélangez le miel, le vinaigre, la moutarde avec le sel de céleri, le paprika et l'huile d'olive. Mettez maintenant la laitue, les oranges, les lardons cuits et les amandes argentées dans un bol, puis versez la vinaigrette dessus et mélangez bien pour bien les enrober. Laisser refroidir la salade pendant une heure avant de servir.

Apprécier!!

Salade de thon et mandarine

Ingrédients

Huile d'olive

1 boîte de thon

1 paquet de petits légumes mélangés

1 pomme Granny Smith, pelée et hachée

1 boîte de mandarines

méthode

Faire chauffer l'huile d'olive et faire sauter le thon jusqu'à ce qu'il soit complètement cuit. Prenez maintenant un bol et mélangez la salade verte avec le thon cuit, les pommes et les oranges. Ainsi, la salade est prête à servir.

Apprécier!!

Salade de macaronis et thon

Ingrédients

1 paquet de macaronis

2 boîtes de thon

1 tasse de mayonnaise

Sel et poivre au goût

1 pincée d'ail en poudre

1 pincée d'origan, séché

1 oignon, haché finement

méthode

Mettez de l'eau salée dans une casserole et portez à ébullition, puis ajoutez les macaronis et faites cuire, après cuisson, égouttez les macaronis et laissez-les refroidir. Mélangez maintenant le thon en conserve avec les macaronis cuits, puis ajoutez la mayonnaise et mélangez bien. Ajoutez maintenant le reste des ingrédients au mélange et mélangez bien. Lorsque tous les ingrédients sont mélangés, laissez-les refroidir pendant environ une heure ou deux. C'est ainsi que la délicieuse salade de thon est prête à servir.

Apprécier!!

Salade asiatique

Ingrédients

2 paquets de nouilles ramen

1 tasse d'amandes mondées et argentées

2 cuillères à café de sésame

1/2 tasse de beurre

1 tête de chou Napa, haché

1 botte d'oignons nouveaux, hachés

¼ tasse d'huile végétale

2-3 cuillères à café. sucre blanc

2 cuillères à café de sauce soja

méthode

Prenez une casserole et faites chauffer le beurre ou la margarine, puis mettez-y les nouilles ramen, le sésame et les amandes à feu doux et faites-les cuire jusqu'à ce qu'elles soient bien dorées. Quand ils sont cuits, laissez-les refroidir. Maintenant, prenez une casserole plus petite et versez l'huile végétale, le sucre et le vinaigre, puis laissez-les cuire pendant environ une minute, puis laissez-les refroidir et quand ils refroidissent, ajoutez la sauce soja. Prenez un bol, puis mélangez tous les ingrédients avec les nouilles ramen cuites et le mélange de sucre, puis mélangez bien. Laisser refroidir la salade pendant une heure ou plus avant de servir.

Apprécier!!

Salade de pâtes au poulet asiatique

Ingrédients

1 paquet de pâtes Rotelle

2 Poitrines de poulet, désossées, coupées en morceaux, cuites

2-3 cuillères à soupe. Huile végétale

Sel

2-3 carottes, hachées

1/2 livre de champignons

1/2 tête de brocoli

1/2 tête de chou-fleur

Eau

2 cuillères à café de sauce soja

2 cuillères à café d'huile de sésame

méthode

Mettez de l'eau salée dans une casserole et portez-la à ébullition, ajoutez un paquet de pâtes et faites-les cuire. Une fois cuites, égoutter les pâtes et réserver. Maintenant, prenez une casserole et faites cuire les carottes avec du sel jusqu'à ce qu'elles deviennent croustillantes et tendres. Maintenant, prenez un bol et ajoutez les pâtes, les carottes avec la poitrine de poulet et mélangez bien. Faites maintenant cuire les champignons et mettez-les dans un bol, puis ajoutez le reste des ingrédients et mélangez bien. Servir la salade fraîche.

Apprécier!!

salade Cobb

Ingrédients

4-5 tranches de bacon 2 œufs

1 tête de laitue Iceberg

1 blanc de poulet

2 tomates, tranchées

¼ tasse de fromage bleu, râpé

2 oignons verts, tranchés

Une bouteille de vinaigrette

méthode

Faites bouillir les œufs, écalez-les et hachez-les. Séparément, faites frire le bacon et le poulet jusqu'à ce qu'ils soient dorés. Émietter. Juste avant de servir, combiner tous les ingrédients dans un grand bol à mélanger et bien mélanger. Servir sans tarder.

Apprécier!!

Recette de salade de maïs à la roquette et au bacon

Ingrédients

4 gros grains

2 tasses de roquette hachée

4 tranches de bacon

1/3 tasse d'oignon de printemps haché

1 cuillère à soupe. huile d'olive

1 cuillère à soupe. vinaigre

1/8 cuillère à café de cumin

Sel et poivre noir

méthode

Chauffez le maïs, dans la coque, également sur le gril pour une saveur fumée, pendant 12-15 minutes. Dans un bol de taille moyenne, mélanger le maïs, la roquette, le bacon et l'oignon. Fouetter le vinaigre, l'huile, le sel et le poivre dans un bol séparé. Mélanger la vinaigrette à la salade juste avant de servir et servir immédiatement.

Apprécier!

Recette de salade de pois noirs

Ingrédients

2 tasses de pois secs aux yeux noirs

230 grammes de fromage feta

230 grammes de tomates séchées

1 tasse d'olives noires Kalamata

Oignon de printemps haché finement

Une gousse d'ail hachée

1 gros bouquet d'épinards hachés

Jus et zeste de citron

méthode

Faire bouillir les pois dans de l'eau salée jusqu'à ce qu'ils soient cuits. Égoutter et laver à l'eau froide. Mélanger tous les ingrédients sauf le jus de citron dans un bol. Ajouter le jus de citron juste avant de servir et servir immédiatement.

Apprécier!

Recette de salade de roquette aux betteraves et fromage de chèvre

Ingrédients

Ingrédients de la salade :

2 betteraves pelées

Une poignée de feuilles de roquette

½ tasse de fromage de chèvre, émietté

½ tasse de noix hachées

Ingrédients pour la vinaigrette :

¼ tasse d'huile d'olive

½ citron

¼ cuillère à café de poudre de moutarde sèche

¾ cuillère à café de sucre

Sel et poivre

méthode

Pour la vinaigrette, mélanger ¼ c. poudre de moutarde, ¾ c. sucre, ½ citron et ¼ tasse d'huile d'olive, sel et poivre au goût. Mélangez une poignée de feuilles de roquette, quelques juliennes de betterave, du fromage de chèvre émietté et des noix concassées. Verser sur la vinaigrette juste avant de servir. Servir sans tarder.

Apprécier!

Recette de salade de chou asiatique

Ingrédients

1 tasse de beurre d'arachide crémeux

6 cuillères à soupe d'huile végétale

½ cuillère à café d'huile de sésame frit

4 cuillères. vinaigre de riz assaisonné

4 tasses de chou finement tranché

½ tasse de carotte râpée

¼ tasse d'arachides décortiquées grillées

méthode

Ajouter le beurre d'arachide dans un bol moyen et ajouter l'huile de sésame grillé et battre jusqu'à ce qu'il soit bien ramolli. Faites griller les cacahuètes pour une saveur encore meilleure avec seulement une minute de grillage. Transférer les cacahuètes de la poêle dans un grand bol. Mélangez les carottes, le chou et les cacahuètes et tout autre ingrédient que vous souhaitez ajouter et servez sans tarder.

Apprécier!

Recette de salade de nouilles asiatiques

Ingrédients

280 grammes de nouilles chinoises

1/3 tasse de sauce soja

3 tasses de bouquets de brocoli

115 grammes de germes de haricots verts

3 oignons finement hachés,

1 poivron rouge

1/4 gros chou émincé finement

1 grosse carotte pelée

méthode

Versez 4 tasses d'eau dans une grande casserole, ajoutez les nouilles chinoises. Remuez constamment les nouilles pendant la cuisson. Assurez-vous de suivre les instructions sur l'emballage des nouilles, si vous utilisez des nouilles chinoises, elles doivent être cuites après 5 minutes de cuisson. Égouttez les nouilles, lavez-les à l'eau froide pour arrêter la cuisson, étalez les nouilles sur une feuille pour les sécher à l'air. Ajouter les bouquets de brocoli et suffisamment d'eau pour atteindre le niveau de la vapeur. Couvrir et cuire à la vapeur pendant 4 minutes. Mélanger tous les ingrédients dans un bol. Servir sans tarder.

Apprécier!

Recette de la salade d'asperges et d'artichauts

Ingrédients

1 gros oignon émincé

3 cuillères. jus de citron

450 grammes d'asperges épaisses

2 cuillères. huile d'olive

1 cuillère à café de poudre d'ail

1 litre de raisin

méthode

Tout d'abord, trempez l'oignon émincé dans du jus de citron et faites rôtir les asperges dans un four préchauffé à 400 degrés F. Pour les asperges, ajoutez 1 c. d'huile d'olive et salez-les bien. Placer en une seule couche dans un plat de cuisson tapissé de papier d'aluminium et cuire pendant 10 minutes jusqu'à ce qu'ils soient légèrement dorés. Pour faire griller les asperges, réglez le gril à charbon de bois à feu vif pendant 5 à 10 minutes. Retirer les asperges du gril et les couper en morceaux, placer les asperges et tous les ingrédients dans un grand bol et mélanger pour combiner et servir immédiatement.

Apprécier!

Recette de salade d'asperges aux crevettes

Ingrédients

450 grammes d'asperges

226 grammes de crevettes roses pour salade

¼ tasse d'huile d'olive extra vierge

1 gousse d'ail hachée

1 cuillère à soupe. jus de citron

1 cuillère à soupe. persil moulu

Sel et poivre noir

méthode

Faire bouillir une casserole d'eau moyenne. Ajouter les asperges à l'eau bouillante et cuire 3 minutes. S'ils sont déjà cuits, sortez-les au bout de 30 secondes. Si les crevettes sont crues, faites-les cuire 3 minutes jusqu'à ce qu'elles soient bien cuites. Retirez les crevettes et ajoutez-les dans un grand bol. Hacher finement les pointes d'asperges. Couper les pointes d'asperges en un seul morceau. Ajouter les ingrédients restants et remuer pour combiner. Ajouter du sel et du poivre noir au goût. Si désiré, ajouter plus de jus de citron au goût et servir immédiatement.

Apprécier!

Recette de salade de myrtilles et pêches au thym

Ingrédients

4 pêches

4 nectarines

1 tasse de bleuets

2 cuillères à café de thym frais haché

1 cuillère à café de gingembre, râpé

¼ tasse de jus de citron

1 cuillère à café de zeste de citron

1/2 tasse d'eau

¼ tasse de sucre

méthode

Mettre l'eau et le sucre dans une casserole et faire chauffer à feu doux et faire bouillir le liquide qui se réduit de moitié en un simple sirop, laisser refroidir. Hachez les nectarines et les pêches et ajoutez-les dans le bol avec les myrtilles. Verser dessus le sirop refroidi. Ajouter le zeste de citron, le thym, le jus de citron et le gingembre. Mélanger et couvrir d'un film plastique, mettre au réfrigérateur et laisser macérer une heure. Servir sans tarder.

Apprécier!

recette salade de brocoli

Ingrédients

sel

6 tasses de bouquets de brocoli

1/2 tasse d'amandes grillées

1/2 tasse de bacon cuit

¼ tasse d'oignon haché

1 tasse de pois surgelés décongelés

1 tasse de mayonnaise

vinaigre de cidre de pomme

¼ tasse de miel

méthode

Apportez une grande casserole d'eau, avec une cuillère à café de sel. saler, cuire à feu doux. Ajouter les bouquets de brocoli. Cuire 2 minutes, selon le degré de croustillant souhaité pour le brocoli. 1 minute rendra le brocoli vert vif et le laissera encore assez croquant. Réglez le régulateur et ne faites pas cuire plus de 2 minutes. Mélanger les bouquets de brocoli, le bacon émietté, les amandes, l'oignon haché et les pois dans un grand bol de service dans un bol à pouding séparé, fouetter ensemble la mayonnaise, le vinaigre et le miel et bien mélanger avant de refroidir. Servir sans tarder.

Apprécier!

Recette de salade de brocoli avec vinaigrette aux canneberges et à l'orange

Ingrédients

2 cuillères. vinaigre balsamique

½ tasse de canneberges sucrées séchées

2 cuillères à café de moutarde à l'ancienne

2 cuillères. Vinaigre de vin rouge

1 gousse d'ail

½ tasse de jus d'orange

2-3 tranches de zeste d'orange

Sel casher

6 cuillères à soupe d'huile végétale

¼ tasse de mayonnaise

½ tête de chou

2-3 oignons

¼ tasse de canneberges séchées

2-3 tranches de zeste d'orange râpé

méthode

Ajouter le vinaigre de vin rouge et le vinaigre balsamique, la moutarde, les canneberges séchées pelées, le miel, l'ail, le jus d'orange, le zeste d'orange et le sel dans un robot culinaire et mélanger jusqu'à consistance lisse. Ajouter progressivement l'huile végétale, tout en mélangeant, pour obtenir un bon mélange. Ajouter ensuite la mayonnaise et mélanger jusqu'à homogénéité. Ajouter les tiges de brocoli râpées, les carottes, les canneberges séchées, le zeste d'orange et le sel kasher dans un bol à mélanger. Ajouter la vinaigrette et mélanger jusqu'à ce que la vinaigrette soit uniformément répartie. Servir sans tarder.

Apprécier!

Salade d'avocat aux tomates ancestrales

Ingrédients

1 1/2 avocat tranché et pelé

1 1/2 tomates, tranchées

2 oignons nouveaux émincés ou ciboulette fraîche hachée

Jus de citron d'une tranche

Une pincée de gros sel

méthode

Disposer les tranches d'avocat et de tomate dans une assiette. Verser le jus de citron sur la ciboulette et saler. Retirez le noyau de la moitié de l'avocat qui est encore dans la peau et retirez la pulpe dans un bol. Ajouter la tomate et la ciboulette préparée et bien mélanger. Servir sans tarder.

Apprécier!

recette Salade cardamome et agrumes

Ingrédients

1 gros pamplemousse rose rubis

3 combinaisons d'oranges navel ou oranges navel ou mandarines, oranges sanguines et/ou mandarines

¼ tasse de miel

2 cuillères. jus de citron ou de lime frais

1/4 cuillère à café de cardamome moulue

méthode

Pelez d'abord le fruit, coupez les membranes des segments avec un couteau bien aiguisé. Mélanger les segments épluchés dans le bol mélangeur. Égouttez tout excès de jus des fruits dans une petite casserole. Ajouter le miel, le jus de citron vert et la cardamome dans la casserole. Cuire 10 minutes, puis retirer du feu et laisser refroidir à température ambiante. Laisser reposer pendant 15 minutes ou placer sur de la glace jusqu'à ce que vous soyez prêt. Servir sans tarder.

Apprécier!

Recette de salade de câpres et de maïs

Ingrédients

6 épis de maïs doux

¼ tasse d'huile d'olive

Vinaigre de Xérès

poivre noir

1 ½ cuillères à café de sel casher

½ cuillère à café de sucre

3 tomates concassées sans pépins

½ tasse d'oignon de printemps tranché

230 grammes de mozzarella fraîche

feuilles de basilic

méthode

Placez votre gril à feu vif et placez l'épi de maïs directement sur le gril. Faire bouillir 15 minutes, il n'est pas nécessaire de tremper le maïs dans l'eau au préalable si le maïs est frais. Si vous voulez brûler le maïs lui-même, retirez d'abord quelques-unes des enveloppes extérieures du maïs, de sorte qu'il y ait moins de couche d'allaitement autour du maïs. Prenez un grand bol et mélangez le maïs, la mozzarella, les oignons verts, les tomates et la vinaigrette. Juste avant de servir, incorporer le basilic fraîchement haché. Servir sans tarder.

Apprécier!

Salade de céleri rave

Ingrédients

½ tasse de mayonnaise

2 cuillères. moutarde de Dijon

1 cuillère à soupe. jus de citron

2 cuillères. persil haché

545 g de céleri-rave en quartiers, pelé et râpé grossièrement juste avant de mixer

½ pomme verte, pelée, évidée et coupée en julienne

Sel et poivre moulu

méthode

Mélanger la mayonnaise à la moutarde avec le jus de citron et le persil dans un bol. Froncer le céleri-rave avec la pomme et assaisonner de sel et de poivre, filmer et réfrigérer jusqu'à ce qu'il refroidisse, 1 heure.

Apprécier!

Salade Feta de tomates cerises et concombres

Ingrédients

2 ou 3 tasses de tomates cerises, coupées en deux

1 tasse de concombre haché, pelé

1/4 tasse de fromage émietté, feta

1 cuillère à soupe. feuilles chiffonnées de menthe

1 cuillère à soupe. origan, frais, haché

1 cuillère à soupe. jus de citron

2 cuillères. échalote ou oignon vert, haché finement

2 cuillères. huile d'olive

Sel

méthode

Mélanger légèrement les tomates cerises avec les concombres, le fromage, l'oignon, la menthe et l'origan. Garnir de jus de citron et de sel et de poivre avec de l'huile d'olive.

Apprécier!

Recette Salade de concombre à la menthe et à la feta

Ingrédients

453 grammes de concombres, tranchés finement

¼ oignon rouge tranché finement et coupé en segments de 1 pouce

2-3 radis rouges finement tranchés

10 feuilles de menthe finement tranchées

vinaigre blanc

Huile d'olive

¼ livre de fromage feta

poivre et sel fraîchement moulus

méthode

Dans un bol moyen, mélanger les concombres tranchés, les feuilles de menthe, les radis, l'oignon rouge avec un peu de vinaigre blanc et d'huile d'olive, du sel et du poivre fraîchement moulu au goût. Juste avant de servir, parsemez de morceaux de feta émiettés. Servir immédiatement avant l'ajournement.

Apprécier!

Recette de salade d'orzo aux tomates cerises

Ingrédients

230 grammes de pâtes orzo

Sel et poivre noir au goût

1 demi litre de tomates cerises rouges tranchées

1 pinte de tomates cerises jaunes coupées en deux

¼ tasse d'huile d'olive

230 grammes de fromage feta émietté

1 gros concombre haché et pelé

2 oignons verts finement tranchés

origan fraîchement moulu

méthode

Remplissez une grande casserole d'eau et portez à ébullition. Ajouter l'orzo en remuant pour qu'il ne colle pas au fond de la casserole. Cuire à feu vif jusqu'à ce qu'ils soient al dente, mûrs mais encore un peu fermes. Mélanger avec les autres ingrédients, les tomates, l'origan, le fromage feta, les oignons nouveaux, les concombres et le poivre noir. Servir sans tarder.

Apprécier!

Recette de salade de concombre aux raisins et aux amandes

Ingrédients

¼ tasse d'amandes hachées

1 livre de concombres pelés

sel

1 cuillère à café d'ail, haché

20 raisins verts tranchés

2 cuillères. huile d'olive

1 vinaigre de xérès ou de vin blanc

2 cuillères à café de ciboulette ciselée, pour la décoration

méthode

Couper les concombres dans le sens de la longueur. Retirez les graines au centre avec une cuillère, jetez les graines. Si vous utilisez des concombres légèrement plus gros, coupez-les à nouveau dans le sens de la longueur. Remuer pour que le sel recouvre uniformément le concombre. Faire griller les amandes effilées dans une petite poêle à feu doux en les retournant souvent, retirer dans un bol pour refroidir. Mélanger les amandes, les concombres, les raisins, l'ail, l'huile d'olive et le vinaigre dans un grand bol et ajouter plus de sel au goût. Décorez de ciboulette et servez immédiatement.

Apprécier!

Recette de salade de quinoa et menthe

Ingrédients

1 tasse de quinoa

2 tasses d'eau

½ cuillère à café de sel casher

1 gros concombre pelé

¼ tasse de menthe finement tranchée

1 oignon vert finement haché

4 cuillères. vinaigre de riz

huile d'olive

1 avocat pelé

méthode

Mettre le quinoa dans une casserole de taille moyenne, verser l'eau. Ajouter une demi-cuillère à café. de sel, réduire à feu doux. Laissez le quinoa cuit refroidir à température ambiante. Vous pouvez refroidir rapidement le quinoa en l'étalant sur une plaque à pâtisserie. Couper le concombre en longues tranches. Verser dessus le vinaigre de riz assaisonné et retourner à nouveau. Incorporez doucement l'avocat haché, si vous en utilisez, et servez immédiatement.

Apprécier!

Recette de couscous aux pistaches et abricots

Ingrédients

½ tasse d'oignon rouge haché

¼ tasse de jus de citron

1 boîte de couscous

2 cuillères. huile d'olive

½ tasse de pistaches crues

10 abricots secs hachés

1/3 tasse de persil haché

méthode

Placer l'oignon haché dans un petit bol. Versez le jus de citron sur l'oignon mis de côté et laissez l'oignon tremper dans le jus de citron. Faire griller les pistaches dans une petite poêle à feu doux jusqu'à ce qu'elles soient dorées. Mettre 2 tasses d'eau dans une casserole moyenne et porter à ébullition. Ajouter une cuillère. huile d'olive et une cuillère à café. sel dans l'eau; ajouter le couscous et cuire à couvert pendant 5-6 minutes. Incorporer les pistaches, les abricots hachés et le persil. Mélanger l'oignon rouge et le jus de citron. Servir sans tarder.

Apprécier!

recette salade de chou

Ingrédients

½ chou, coupé en tranches

½ carotte, coupée en tranches

2-3 oignons verts, tranchés

3 cuillères. Mayonnaise

½ cuillère à café de moutarde jaune

2 cuillères. Vinaigre de riz

Sucre, au goût

Sel et poivre au goût

méthode

Mélanger tous les légumes tranchés dans un bol. Pour la vinaigrette, mélanger la mayonnaise, la moutarde jaune et le vinaigre de riz. Juste avant de servir, versez la vinaigrette sur les légumes et saupoudrez d'un peu de sel, de poivre et de sucre. Servir sans tarder.

Apprécier!

Recette de salade de petits pois froids

Ingrédients

453 grammes de petits pois surgelés, ne pas décongeler

170 grammes d'amandes du fumoir, hachées, lavées pour éliminer l'excès de sel, de préférence à la main

½ tasse d'oignon de printemps haché

230 grammes de châtaignes d'eau hachées

2/3 tasse de mayonnaise

2 cuillères. curry jaune en poudre

Ajouter du sel au goût

Poivre à goûter

méthode

Mélanger les oignons verts surgelés, les pois, les amandes et les châtaignes d'eau. Mélanger la mayonnaise et la poudre de curry dans un bol à mélanger séparé. Mélanger doucement la combinaison de mayonnaise dans les pois. Saupoudrer de sel et de poivre noir fraîchement moulu au goût. Servir sans tarder.

Apprécier!

Recette de salade de concombre et yaourt

Ingrédients

2 concombres pelés et tranchés, coupés en quartiers dans le sens de la longueur

1 tasse de yaourt nature

1 cuillère à café, quelques cuillères à café ou aneth séché ou aneth frais

Ajouter du sel au goût

Poivre à goûter

méthode

Goûtez d'abord les concombres pour vous assurer qu'ils ne sont pas acides. Si le concombre est acide, faites tremper les tranches de concombre dans de l'eau salée pendant une demi-heure, ou plus, jusqu'à ce que l'amertume disparaisse, puis rincez et égouttez avant utilisation. Pour préparer la salade, il suffit de mélanger délicatement les ingrédients. Agiter ou saupoudrer de sel et de poivre au goût. Servir sans tarder.

Apprécier!

La recette de papa pour la salade grecque

Ingrédients

6 cuillères à soupe d'huile d'olive

2 cuillères. jus de citron frais

½ cuillère à café d'ail frais haché

4 cuillères à soupe de vinaigre de vin rouge

½ cuillère à café d'origan séché

½ cuillère à café d'aneth

Sel et poivre noir fraîchement moulu

3 grosses tomates avec pépins

¾ de concombre pelé et haché grossièrement

½ oignon rouge pelé et haché

1 poivron haché grossièrement

½ tasse d'olives noires dénoyautées hachées

Une pleine 1/2 tasse de fromage feta émietté

méthode

Mélanger le vinaigre, l'huile d'olive, l'ail, le jus de citron, l'origan et l'aneth jusqu'à homogénéité. Assaisonner au goût avec du sel et du poivre noir fraîchement moulu. Mélanger les tomates, les concombres, les oignons, les poivrons et les olives dans un bol. Saupoudrer de fromage et servir immédiatement.

Apprécier!

La recette de papa pour la salade de pommes de terre

Ingrédients

4 pommes de terre rouges moyennes pelées

4 cuillères. jus de cornichons casher à l'aneth

3 cuillères. cornichons à l'aneth finement hachés

¼ tasse de persil haché

½ tasse d'oignon rouge haché

2 branches de céleri

2 oignons nouveaux hachés

½ tasse de mayonnaise

2 cuillères à café de moutarde de Dijon

Sel casher et poivre noir moulu au goût

méthode

Placer les pommes de terre épluchées et tranchées dans une grande marmite. Verser dessus un centimètre d'eau salée. Mettez une casserole d'eau à bouillir. Laisser mijoter pendant 20 minutes jusqu'à tendreté à la fourchette. Retirer de la casserole, laisser refroidir jusqu'à ce qu'il soit chaud. Ajouter le céleri, le persil, la ciboule et l'œuf dur, la carotte et le poivron rouge. Divisez une petite piscine, mélangez la mayonnaise avec la moutarde. Sel et poivre au goût. Servir sans tarder.

Apprécier!

Recette de salade d'endives aux noix, poires et gorgonzola

Ingrédients

3 têtes d'endives, coupées d'abord dans le sens de la longueur puis dans le sens de la largeur en tranches de ½ pouce

2 cuillères. noix concassé

2 cuillères. gorgonzola émietté

1 poire Bartlett dénoyautée et hachée,

2 cuillères. huile d'olive

2 cuillères à café de vinaigre de cidre de pomme

Saupoudrer de sel kasher et de poivre noir fraîchement moulu

méthode

Mettre les endives hachées dans un grand bol. Ajouter le gorgonzola émietté, les noix et les poires hachées, hacher finement les poires et les noix. Mélanger pour combiner, saupoudrer les olives sur la salade avec du fromage bleu émietté dans les feuilles d'endive, comme des bateaux à farcir, pour les apéritifs. Arrosez la salade de vinaigre de cidre. Remuer pour combiner. Assaisonner au goût avec un peu de sel et de poivre. Servir sans tarder.

Apprécier!

Recette Salade de fenouil à la vinaigrette à la menthe

Ingrédients

1 gros bulbe de fenouil

1 ½ cuillères à café de sucre

jus de 2 citrons

¼ tasse d'huile d'olive

½ cuillère à café de moutarde

½ cuillère à café de sel

1 botte de menthe fraîche ciselée

2 échalotes hachées

méthode

Monter la vinaigrette. Placer le jus de citron, l'oignon, le sel, la moutarde, le sucre et la menthe dans un mélangeur et mélanger brièvement pour combiner. Avec le moteur en marche, mélanger l'huile d'olive jusqu'à ce qu'elle soit bien mélangée. À l'aide d'une mandoline, couper le fenouil en morceaux de 1/8 de pouce en commençant par le bas du bulbe. Ne vous inquiétez pas d'empiler le bulbe de fenouil, cela peut être évité. Si vous n'avez pas de mandoline, émincez l'oignon le plus finement possible. Hacher les feuilles de fenouil pour les ajouter à la salade. Servir sans tarder.

Apprécier!

Recette de salade de fenouil, radicchio et endive

Ingrédients

salade

1 tête de radicchio

3 endives belges

1 gros bulbe de fenouil

1 tasse de parmesan grossièrement râpé

Bandage

3 cuillères. feuilles de fenouil

½ cuillère à café de moutarde

3 cuillères à café d'oignon haché

2 cuillères. jus de citron

1 cuillère à café de sel

1 cuillère à café de sucre

1/3 tasse d'huile d'olive

méthode

Couper la tête de radicchio en deux, puis en quartiers. Prenez chaque quartier et coupez des tranches d'environ un demi-centimètre d'épaisseur à travers la radicule de l'extrémité vers le cœur. Coupez de fines tranches de chaque quartier vers le cœur. Mélanger tous les légumes coupés dans un grand bol avec du parmesan râpé. Ajouter le jus de citron, la moutarde, l'oignon, le sel et le sucre. Arroser d'huile d'olive et réduire en purée la vinaigrette pendant 45 secondes. Servir sans tarder.

Apprécier!

Une recette pour une salade festive de betteraves et d'agrumes avec du chou frisé et des pistaches

Ingrédients

10 betteraves rouges mélangées

3 oranges sanguines

1 bouquet de chou frisé finement tranché

1 tasse de pistaches rôties hachées grossièrement

¼ tasse de feuilles de menthe hachées

3 persil italien haché

Bandage:

2 cuillères. jus de citron

1/2 tasse d'huile d'olive extra vierge de bonne qualité

2 câpres hachées grossièrement

Sel et poivre au goût

méthode

Cuire les betteraves séparément par couleur. Placez chaque lot de betteraves dans un récipient et couvrez d'environ un centimètre d'eau. Ajouter un peu de c. sels. Pendant que les betteraves cuisent, préparez la vinaigrette. Mettre tous les ingrédients de la vinaigrette dans un bol et agiter jusqu'à ce qu'ils soient bien mélangés. Préparez la salade en plaçant les betteraves, le persil et les pistaches grillées hachées sur le chou frisé. Servir garni de la vinaigrette préparée.

Apprécier!

Recette de salade de betterave dorée et grenade

Ingrédients

3 betteraves aux cheveux dorés

1 tasse d'oignon rouge haché

¼ tasse de vinaigre de vin rouge

¼ tasse de bouillon de poulet

1 tasse de sucre

½ cuillère à café de zeste d'orange râpé

¼ tasse de graines de grenade

méthode

Faites bouillir les betteraves et faites-les rôtir à 375 degrés F pendant une heure et laissez-les refroidir. Peler et couper en cubes d'un demi-pouce. Placer l'oignon, le vinaigre, le bouillon, le sucre et le zeste d'orange dans une poêle de taille moyenne à feu vif et cuire, en remuant souvent, jusqu'à ce que le liquide soit réduit à une cuillère à soupe, environ 5 minutes.
Incorporer les graines de grenade dans le mélange de betteraves et ajouter du sel au goût. Servir sans tarder.

Apprécier!

Délicieuse salade de maïs et de haricots noirs

Ingrédients

1 cuillère à soupe. plus 3 c. huile d'olive

1/2 oignon haché

1 tasse de grains de maïs, d'environ 2 épis de maïs

12 cuillères. coriandre hachée

1 15 1/2 oz. boîte de haricots noirs, égoutter et rincer

1½ tomates, environ 0,5 lb, dénoyautées, épépinées et hachées

1½ cuillères à soupe de vinaigre de vin rouge

1 cuillère à café de moutarde de Dijon

Sel et poivre

méthode

Préchauffer le four à 400 degrés F. Placer 1 c. d'huile dans une poêle allant au four et chauffer à feu vif. Faire revenir l'oignon jusqu'à ce qu'il soit tendre. Ajouter les grains de maïs et continuer à mélanger jusqu'à ce qu'ils soient tendres. Placer la casserole dans le four préchauffé et cuire jusqu'à ce que les légumes soient dorés, en remuant souvent. Cela prendra environ 20 minutes. Débarrassez immédiatement dans une assiette et laissez refroidir. Placer le mélange de maïs refroidi dans un bol et ajouter les tomates, la coriandre et les haricots et bien mélanger. Versez le vinaigre, la moutarde, le poivre et le sel dans un petit bol et mélangez bien jusqu'à ce que le sel se dissolve. Ajouter lentement 3 cuillères à soupe. d'huile et continuer à mélanger jusqu'à ce que tous les ingrédients soient bien combinés. Verser cette vinaigrette sur le mélange de maïs et servir immédiatement.

Apprécier!

Dessert croustillant au brocoli

Ingrédients

4 tranches de bacon

1/2 grosse tête de brocoli

1/2 petit oignon rouge, émincé, 1/2 tasse

3 cuillères. raisins dorés

3 cuillères. Mayonnaise

1½ cuillères à soupe de vinaigre balsamique blanc

2 cuillères. Miel

Sel et poivre

méthode

Faire revenir les tranches de bacon dans une poêle jusqu'à ce qu'elles deviennent croustillantes. Égouttez-le sur un torchon et émiettez-le en morceaux d'un demi-pouce. Mettez de côté. Séparez les bouquets de brocoli et coupez la tige en bouchées. Placer dans un grand bol et mélanger avec les raisins secs et les oignons. Dans un autre bol, mélanger le vinaigre et la mayonnaise et mélanger jusqu'à consistance lisse. Verser le miel et assaisonner de sel et de poivre. Juste avant de servir, versez la vinaigrette sur le mélange de brocoli et mélangez dans l'enrobage. Garnir de bacon émietté et servir immédiatement.

Apprécier!

Salade façon bistrot

Ingrédients

1 ½ cuillères à soupe de noix finement hachées

2 gros œufs

Aérosol de cuisson

1 tranche de bacon, non cuit

4 tasses de laitue gourmande

2 cuillères à soupe, 0,5 once de fromage bleu émietté

1/2 poire Bartlett, évidée et tranchée finement

½ cuillère de vinaigre de vin blanc

1/2 cuillère à soupe d'huile d'olive extra vierge

1/4 cuillère à café d'estragon séché

1/4 cuillère à café de moutarde de Dijon

Tranches de pain baguette française de 2,1 pouces d'épaisseur, grillées

méthode

Faites griller les noix dans une petite casserole jusqu'à ce que l'arôme remplisse la cuisine. Cela devrait prendre environ 3-4 minutes lorsqu'il est cuit à feu vif. Retirer et réserver. Vaporiser 2 tasses de 6 onces de crème avec un aérosol de cuisson. Cassez un œuf dans chaque ramequin. Couvrez-les tous les deux d'une pellicule plastique et mettez-les au micro-ondes à la température la plus élevée pendant 40 secondes ou jusqu'à ce que les œufs durcissent. Laisser de côté pendant 1 minute et retirer sur une serviette en papier. Faire revenir le bacon dans une poêle jusqu'à ce qu'il devienne croustillant. Égoutter et émietter. Économisez la graisse. Dans un grand bol, combiner le bacon émietté, les noix rôties, la laitue, le fromage bleu et la poire. Dans un autre petit bol, mélanger environ 1 c. le gras, le vinaigre, l'huile, l'estragon et la moutarde et fouetter jusqu'à homogénéité.

Apprécier!

Sammies de salade Satay au poulet plus saines et saines

Ingrédients

1 ½ poids corporel viande de volaille finement tranchée, divers aliments, escalopes

2 cuillères. huile végétale

Planification du barbecue, recommandée : BBQ grill Mates Montreal Meal Seasoning by McCormick ou gros sodium et poivre

3 cuillères bombées. gros beurre de cacahuète

3 cuillères. épices de soja noir

1/4 tasse de n'importe quel jus de fruit

2 cuillères à café d'épices piquantes

1 citron

Couper 1/4 de concombre sans pépins en bâtonnets

1 tasse de carottes coupées en petits morceaux

2 tasses de feuilles de salade verte tranchées

4 tartes avec croûte, kaiser ou haut-parleur, divisées

méthode

Faites chauffer une poêle à barbecue ou une grande poêle antiadhésive. Couvrir la volaille d'huile et disposer la grille sur le gril et cuire 3 minutes de chaque côté en 2 fois.

Placer le beurre de cacahuète dans un bol allant au micro-ondes et ramollir au micro-ondes à puissance élevée pendant environ 20 secondes. Mélanger le soja, le jus de fruit, les épices piquantes et le jus de citron dans le beurre de cacahuète. Mélanger le poulet avec les épices satay. Mélanger les légumes frais tranchés. Placer 1/4 des légumes frais sur le pain de mie et garnir avec 1/4 du mélange Volaille Satay. Ajustez le dessus des brioches et offrez-les ou emballez-les pour le voyage.

Apprécier!

Salade de poulet de Cléopâtre

Ingrédients

1 ½ blanc de poulet

2 cuillères. Huile d'olive vierge extra

1/4 cuillère à café de red boost flakes broyés

4 gousses d'ail écrasées

1/2 tasse de vin blanc sec

1/2 orange, égouttée

Une poignée de persil plat haché

Sodium grossier et poivre noir

méthode

Faites chauffer un grand récipient antiadhésif au-dessus de la cuisinière. Ajouter l'huile d'olive extra vierge et faire chauffer. Ajouter le boost broyé, les gousses d'ail broyées et la poitrine de poulet. Faire sauter la poitrine de poulet jusqu'à ce qu'elle soit soigneusement dorée de tous les côtés, environ 5 à 6 minutes. Laisser le liquide s'égoutter et cuire jusqu'à ce qu'il soit tendre, environ 3 à 4 minutes de plus, puis retirer la casserole du feu. Verser le jus de lime fraîchement pressé sur la volaille et servir avec du persil et du sel au goût. Sers immédiatement.

Apprécier!

Salade thaï-vietnamienne

Ingrédients

3 laitues latines, hachées

2 tasses de plants de légumes frais, de n'importe quel type

1 tasse de daikon ou de radis rouges très parfaitement tranchés

2 tasses de petits pois

8 oignons nouveaux, coupés en dés

½ concombre sans pépins, coupé en deux dans le sens de la longueur

1 demi-litre de tomates jaunes ou rouges

1 oignon rouge, coupé en quatre et parfaitement tranché

1 sélection d'excellents résultats frais, arrangés

1 basilic frais sélectionné, paré

Des paquets de 2,2 onces de noix tranchées sont dans l'allée de cuisson

8 tranches de pain grillé aux amandes ou de pain grillé à l'anis, coupées en morceaux de 1 pouce

1/4 tasse de sauce soja noire tamari

2 cuillères. huile végétale

4 à 8 fines escalopes de poulet, selon la taille

Sel et poivre noir fraîchement moulu

1 livre de mahi mahi

1 citron vert mûr

méthode

Mélanger tous les ingrédients dans un grand bol à mélanger et servir frais.

Apprécier!

Salade Cobb de Noël

Ingrédients

Aérosol de préparation alimentaire antiadhésif

2 cuillères. sirop de noix

2 cuillères. cassonade

2 cuillères. Cidre

1 lb de jambon, entièrement cuit, gros cubes

½ lb de haricots papillon, cuits

3 cuillères. cornichons merveilleux tranchés

Laitue Bibb

½ tasse d'oignon rouge tranché

1 tasse de gouda coupé en dés

3 cuillères. feuilles de persil frais ciselées

Vinaigrette, la formule suit

Haricots biologiques marinés :

1 lb de petits pois, parés, coupés en trois

1 cuillère à café d'ail émincé

1 cuillère à café de red boost flake

2 cuillères à café d'huile d'olive extra vierge

1 cuillère à café de vinaigre blanc

Une pincée de sel

Poivre noir

méthode

Préchauffer le poêle à 350 degrés F. Appliquer un aérosol de cuisson antiadhésif sur le plat de cuisson. Dans un bol moyen, mélanger le sirop de noix, le glucose brun et le cidre de pomme. Ajouter le jambon et bien mélanger. Placer le mélange de jambon sur la plaque à pâtisserie et cuire jusqu'à ce que le tout soit bien chaud et que le jambon prenne une couleur, environ 20 à 25 minutes. Retirer du four et réserver.

Ajouter les céréales, les concombres et le persil dans le bol avec la vinaigrette et mélanger pour bien enrober. Tapisser un grand bol de service de laitue Bibb et ajouter les céréales. Disposez l'oignon rouge, le gouda, les pois marinés et le jambon fini en rangées sur le dessus du grain. Servir.

Apprécier!

Salade de pommes de terre vertes

Ingrédients

7 à 8 oignons nouveaux, nettoyés, séchés et coupés en morceaux, verts et blancs

1 petite ciboulette, tranchée

1 cuillère à café de sel casher

Poivre blanc fraîchement moulu

2 cuillères. eau

8 cuillères à soupe d'huile d'olive extra vierge

2 poids corporel de céleri rouge lavé

3 feuilles de laurier

6 cuillères à soupe de vinaigre noir

2 échalotes, pelées, coupées en quatre sur la longueur, tranchées finement

2 cuillères. moutarde de Dijon onctueuse

1 cuillère à soupe. câpres tranchées

1 cuillère à café de câpres liquide

1 petit bouquet d'estragon, haché

méthode

Mixer les oignons nouveaux et la ciboulette dans un blender. Ajouter du sel au goût. Ajouter de l'eau et mélanger. Versez 5 cuillères à soupe. d'huile d'olive extra vierge lentement à travers le haut du mélangeur et mélanger jusqu'à consistance lisse. Faire bouillir le céleri dans une casserole d'eau et réduire la température et laisser cuire lentement. Assaisonner l'eau avec un peu de sel et ajouter les feuilles de laurier. Laisser mijoter le céleri jusqu'à ce qu'il soit tendre lorsqu'on le pique avec la pointe d'une lame, environ 20 minutes.

Mélanger le vinaigre noir, les échalotes, la moutarde, les câpres et l'estragon dans un bol assez grand pour contenir le céleri. Incorporer le reste de l'huile d'olive extra vierge. Égouttez le céleri et jetez la feuille de laurier.

Mettez le céleri dans un bol et écrasez-le délicatement avec la pointe d'une fourchette. Assaisonner soigneusement avec du boost et du sodium et bien mélanger. Terminez en ajoutant des oignons verts et un mélange d'huile d'olive extra vierge. Bien mélanger. Gardez au chaud à 70 degrés jusqu'au moment de servir.

Apprécier!

Salade de mais grillé

Ingrédients

3 épis de maïs doux

1/2 tasse d'oignon tranché

1/2 tasse de poivron tranché

1/2 tasse de tomates tranchées

Sel, au goût

Pour la vinaigrette

2 cuillères. Huile d'olive

2 cuillères. Jus de citron

2 cuillères à café de piment en poudre

méthode

Les épis de maïs doivent être cuits à feu moyen jusqu'à ce qu'ils brûlent légèrement. Après avoir torréfié les épis de maïs, il est nécessaire de retirer les grains à l'aide d'un couteau. Maintenant, prenez un bol et mélangez les noyaux, l'oignon haché, le poivron et les tomates avec du sel, puis gardez le bol de côté. Préparez maintenant la vinaigrette en mélangeant l'huile d'olive, le jus de citron et la poudre de chili, puis mettez-la au frais. Avant de servir, versez la vinaigrette sur la salade et servez.

Apprécier!

Salade de chou et raisin

Ingrédients

2 choux, hachés

2 tasses de raisins verts coupés en deux

1/2 tasse de coriandre finement hachée

2 piments verts, hachés

Huile d'olive

2 cuillères. Jus de citron

2 cuillères à café de sucre glace

Sel et poivre au goût

méthode

Pour préparer la vinaigrette, mettre l'huile d'olive, le jus de citron, le sucre, le sel et le poivre dans un bol et bien mélanger, puis réfrigérer. Maintenant, mettez le reste des ingrédients dans un autre bol, mélangez bien et réservez. Avant de servir la salade, ajouter la vinaigrette refroidie et mélanger délicatement.

Apprécier!

Salade d'agrumes

Ingrédients

1 tasse de pâtes de blé entier, cuites

1/2 tasse de poivron tranché

1/2 tasse de carottes, blanchies et hachées

1 oignon de printemps, haché

1/2 tasse d'orange, coupée en quartiers

1/2 tasse de segments de citron vert doux

1 tasse de germes de soja

1 tasse de fromage cottage faible en gras

2-3 cuillères à soupe. feuilles de menthe

1 cuillère à café de moutarde en poudre

2 cuillères. Sucre en poudre

Sel, au goût

méthode

Pour préparer la vinaigrette, ajoutez le caillé, les feuilles de menthe, la poudre de moutarde, le sucre et le sel dans un bol et mélangez bien jusqu'à ce que le sucre se dissolve. Mélanger le reste des ingrédients dans un autre bol et laisser reposer. Avant de servir la salade, ajouter la vinaigrette et servir frais.

Apprécier!

Salade de fruits et laitue

Ingrédients

2-3 feuilles de laitue, déchirées en morceaux

1 papaye, hachée

½ tasse de raisins

2 oranges

½ tasse de fraises

1 pastèque

2 cuillères. Jus de citron

1 cuillère à soupe. Chéri

1 cuillère à café de flocons de piment rouge

méthode

Mettre le jus de citron, le miel et les flocons de piment dans un bol et bien mélanger, puis réserver. Maintenant, mettez le reste des ingrédients dans un autre bol et mélangez bien. Avant de servir, ajouter la vinaigrette à la salade et servir aussitôt.

Apprécier!

Salade de pommes et laitue

Ingrédients

1/2 tasse de purée de cantaloup

1 cuillère à café de graines de cumin, grillées

1 cuillère à café de coriandre

Ajouter sel et poivre au goût

2-3 salades vertes coupées en morceaux

1 chou, haché

1 carotte, râpée

1 poivron, coupé en dés

2 cuillères. Jus de citron

½ tasse de raisins, hachés

2 pommes, hachées

2 oignons verts, hachés

méthode

Mettez le chou frisé, la laitue, la carotte râpée et le poivron dans une casserole et couvrez d'eau froide, portez à ébullition et faites cuire jusqu'à ce qu'ils soient croustillants, cela peut prendre jusqu'à 30 minutes. Maintenant, égouttez-les et nouez-les dans un torchon et laissez-les refroidir. Maintenant, les pommes doivent être prises avec du jus de citron dans un bol et refroidies. Maintenant, mettez le reste des ingrédients dans un bol et mélangez bien. Servir la salade immédiatement.

Apprécier!

Salade de haricots et poivrons

Ingrédients

1 tasse de haricots, cuits

1 tasse de pois chiches, trempés et cuits

Huile d'olive

2 oignons, hachés

1 cuillère à café de coriandre, hachée

1 paprika

2 cuillères. Jus de citron

1 cuillère à café de piment en poudre

Sel

méthode

Le poivron doit être percé avec une fourchette, enduit d'huile et cuit à feu doux. Faites maintenant tremper les poivrons dans de l'eau froide, puis retirez la peau brûlée et coupez-les en tranches. Mélanger le reste des ingrédients avec le paprika et bien mélanger. Réfrigérer pendant une heure ou plus avant de servir.

Apprécier!!

Salade de carottes et dattes

Ingrédients

1 ½ tasse de carottes, râpées

1 tête de laitue

2 cuillères. amandes, frites et hachées

Vinaigrette miel et citron

méthode

Mettez la carotte râpée dans une casserole d'eau froide et laissez-la pendant environ 10 minutes, puis égouttez-la. Maintenant, la même chose devrait être répétée avec la tête de laitue. Maintenant, mettez les carottes et la laitue avec les autres ingrédients dans un bol et laissez refroidir avant de servir. Servir la salade en la parsemant d'amandes torréfiées et hachées.

Apprécier!!

Vinaigrette crémeuse au poivre

Ingrédients

2 tasses de mayonnaise

1/2 tasse de lait

Eau

2 cuillères. vinaigre de cidre de pomme

2 cuillères. Jus de citron

2 cuillères. parmesan

Sel

Un peu de sauce piquante

Un peu de sauce Worcestershire

méthode

Prenez un grand bol et mettez-y tous les ingrédients et mélangez bien pour qu'il n'y ait pas de grumeaux. Lorsque le mélange a la texture crémeuse désirée, versez-le dans la salade de fruits et légumes frais, puis la salade avec vinaigrette est prête à servir. Cette vinaigrette au poivre crémeuse et épicée se marie non seulement bien avec les salades, mais peut également être servie avec du poulet, des hamburgers et des sandwichs.

Apprécier!

Salade hawaienne

Ingrédients

Pour la vinaigrette à l'orange

cuillère de farine de maïs

Environ une tasse de courge orange

1/2 tasse de jus d'orange

Poudre de cannelle

Pour la salade

5-6 feuilles de salade verte

1 ananas en dés

2 bananes, coupées en dés

1 concombre, coupé en dés

2 tomates

2 oranges, coupées en quartiers

4 dattes noires

Sel, au goût

méthode

Pour préparer la vinaigrette, prenez un bol et mélangez la semoule de maïs dans le jus d'orange, puis ajoutez la courge orange dans le bol et faites cuire jusqu'à ce que la texture de la vinaigrette épaississe. Ensuite, la poudre de cannelle et la poudre de piment sont ajoutées au bol, puis refroidies pendant quelques heures. Préparez ensuite la salade, mettez les feuilles de laitue dans un bol et couvrez d'eau pendant environ 15 minutes. Maintenant, les tomates en tranches doivent être placées dans un bol avec des morceaux d'ananas, de pomme, de banane, de concombres et de segments d'orange avec du sel au goût et bien mélanger. Maintenant, ajoutez-le aux feuilles de laitue, puis versez la vinaigrette refroidie sur la salade, avant de servir.

Apprécier!!

Salade de maïs grillé

Ingrédients

Emballage d'épis de maïs doux

1/2 tasse d'oignon tranché

1/2 tasse de poivron tranché

1/2 tasse de tomates tranchées

Sel, au goût

Pour la vinaigrette

Huile d'olive

Jus de citron

Poudre de chili

méthode

Les épis de maïs doivent être rôtis à feu moyen jusqu'à ce qu'ils brûlent légèrement, après la torréfaction, retirez les épis de maïs à l'aide d'un couteau à grains. Maintenant, prenez un bol et mélangez les noyaux, l'oignon haché, le poivron et les tomates avec du sel, puis gardez le bol de côté. Préparez maintenant la vinaigrette en mélangeant l'huile d'olive, le jus de citron et la poudre de chili, puis mettez-la au frais. Avant de servir, versez la vinaigrette sur la salade et servez.

Apprécier!

Salade de chou et raisin

Ingrédients

1 tête de chou, hachée

Environ 2 tasses de raisins verts coupés en deux

1/2 tasse de coriandre finement hachée

3 piments verts, hachés

Huile d'olive

Jus de citron, au goût

Sucre en poudre, au goût

Sel et poivre au goût

méthode

Pour préparer la vinaigrette, mettre l'huile d'olive, le jus de citron, le sucre, le sel et le poivre dans un bol et bien mélanger, puis réfrigérer. Maintenant, mettez le reste des ingrédients dans un autre bol et réservez de côté. Avant de servir la salade, ajouter la vinaigrette refroidie et mélanger délicatement.

Apprécier!!

Salade d'agrumes

Ingrédients

Environ une tasse de pâtes de blé entier cuites

1/2 tasse de poivron tranché

1/2 tasse de carottes, blanchies et hachées

Oignon de printemps. Déchiqueté

1/2 tasse d'oranges, coupées en quartiers

1/2 tasse de segments de citron vert doux

Une tasse de germes de soja

Environ une tasse de fromage cottage, faible en gras

2-3 cuillères à soupe. feuilles de menthe

Poudre de moutarde, au goût

Sucre en poudre, au goût

Sel

méthode

Pour préparer la vinaigrette, ajouter le lait caillé, les feuilles de menthe, la poudre de moutarde, le sucre et le sel dans un bol et bien mélanger. Mélangez maintenant le reste des ingrédients dans un autre bol et réservez. Avant de servir la salade, ajouter la vinaigrette et servir frais.

Apprécier!!

Salade de fruits et laitue

Ingrédients

4 feuilles de laitue, déchirées en morceaux

1 papaye, hachée

1 tasse de raisins

2 oranges

1 tasse de fraises

1 pastèque

½ tasse de jus de citron

1 cuillère à café de miel

1 cuillère à café de flocons de piment rouge

méthode

Mettre le jus de citron, le miel et les flocons de piment dans un bol et bien mélanger, puis réserver. Maintenant, mettez le reste des ingrédients dans un autre bol et mélangez bien. Ajouter la vinaigrette à la salade avant de servir.

Apprécier!

Salade de poulet au cari

Ingrédients

2 Poitrines de poulet sans peau et désossées, cuites et coupées en deux

3-4 branches de céleri, hachées

1/2 tasse de mayonnaise faible en gras

2-3 cuillères à café. poudre de curry

méthode

Placer la poitrine de poulet désossée et sans peau cuite avec les autres ingrédients, le céleri, la mayonnaise faible en gras et le curry dans un bol de taille moyenne et bien mélanger. Voici comment cette délicieuse et simple recette est prête à servir. Cette salade peut être utilisée comme garniture de sandwich avec de la laitue sur du pain.

Apprécier!!

Salade d'épinards aux fraises

Ingrédients

2 cuillères à café de sésame

2 cuillères à café de graines de pavot

2 cuillères à café de sucre blanc

Huile d'olive

2 cuillères à café de Paprika

2 cuillères à café de vinaigre blanc

2 cuillères à café de sauce Worcestershire

Oignon émincé

Laver les épinards et les couper en morceaux

Un quart de litre de fraises coupées en morceaux

Moins d'une tasse d'amandes, argentées et blanchies

méthode

Prenez un bol de taille moyenne; mélanger les graines de pavot, les graines de sésame, le sucre, l'huile d'olive, le vinaigre et le paprika avec la sauce Worcestershire et l'oignon. Mélangez bien, couvrez et congelez pendant au moins une heure. Prenez un autre bol et mélangez les épinards, les fraises et les amandes, puis versez-y le mélange d'herbes et réfrigérez la salade pendant au moins 15 minutes avant de servir.

Apprécier!

Salade sucrée du restaurant

Ingrédients

Sac de 16 onces de mélange de salade de chou

1 oignon, coupé en dés

Moins d'une tasse de vinaigrette crémeuse

Huile végétale

1/2 tasse de sucre blanc

Sel

Mawseed

vinaigre blanc

méthode

Prenez un grand bol; mélanger le mélange pour salade de chou et l'oignon. Maintenant, prenez un autre bol et mélangez la vinaigrette, l'huile végétale, le vinaigre, le sucre, le sel et les graines de pavot. Après les avoir bien mélangés, ajouter le mélange au mélange de salade de chou et bien enrober. Avant de servir, laissez refroidir la délicieuse salade au réfrigérateur pendant au moins une heure ou deux.

Apprécier!

Salade de macaronis classique

Ingrédients

4 tasses de macaroni au lactan, non cuits

1 tasse de mayonnaise

Moins d'une tasse de vinaigre blanc distillé

1 tasse de sucre blanc

1 cuillère à café de moutarde jaune

Sel

Poivre noir, moulu

Oignon de gros calibre, haché finement

Environ une tasse de carottes, râpées

2-3 branches de céleri

2 piments, hachés

méthode

Prenez une grande casserole et versez-y de l'eau salée et portez-la à ébullition, ajoutez-y les macaronis et faites-les cuire, puis laissez-les refroidir environ 10 minutes puis égouttez-les. Maintenant, prenez un grand bol et ajoutez le vinaigre, la mayonnaise, le sucre, le vinaigre, la moutarde, le sel et le poivre et mélangez bien. Lorsqu'ils sont bien mélangés, ajouter le céleri, le poivron vert, le piment, la carotte et les macaronis et bien mélanger à nouveau. Une fois tous les ingrédients bien mélangés, laissez-le au réfrigérateur pendant au moins 4 à 5 heures avant de servir la délicieuse salade.

Apprécier!

Salade de poires au roquefort

Ingrédients

Laitue, coupée en morceaux

Environ 3-4 poires, pelées et hachées

Boîte de Roquefort, hachée ou émiettée

Oignon vert, coupé en tranches

Environ une tasse de sucre blanc

1/2 boîte de noix de pécan

Huile d'olive

2 cuillères à café de vinaigre de vin noir

Moutarde, au goût

Une gousse d'ail

Sel et poivre noir, au goût

méthode

Prenez une casserole et chauffez l'huile à feu moyen, puis mélangez le sucre avec les noix de pécan et continuez à remuer jusqu'à ce que le sucre fonde et que les noix de pécan caramélisent, puis laissez refroidir. Maintenant, prenez un autre bol et ajoutez l'huile, le vinaigre, le sucre, la moutarde, l'ail, le sel et le poivre noir et mélangez bien. Mélangez maintenant la laitue, les poires et le fromage bleu, l'avocat et l'oignon vert dans un bol, puis ajoutez-y le mélange de vinaigrette, puis saupoudrez de noix de pécan caramélisées et servez.

Apprécier!!

Salade Barbie au thon

Ingrédients

Boîte de thon blanc

½ tasse de mayonnaise

à soupe de fromage façon parmesan

Cornichon sucré, au goût

Feuilles d'oignon, au goût

Curry en poudre, au goût

Persil sec, au goût

Aneth, séché, au goût

Poudre d'ail, au goût

méthode

Prenez un bol et ajoutez-y tous les ingrédients et mélangez bien. Laissez-les refroidir une heure avant de servir.

Apprécier!!

Salade de poulet des Fêtes

Ingrédients

1 livre de poulet, cuit

Une tasse de mayonnaise

une cuillère à café de paprika

Environ deux tasses de canneberges séchées

2 oignons verts, hachés finement

2 piments verts moulus

Une tasse de noix hachées

Sel et poivre noir, au goût

méthode

Prenez un bol de taille moyenne, mélangez la mayonnaise, le paprika, assaisonnez au goût et ajoutez du sel si nécessaire. Maintenant, prenez les canneberges, le céleri, le poivron, l'oignon et les noix et mélangez bien. Maintenant, ajoutez le poulet cuit et mélangez bien à nouveau. Assaisonnez-les à votre goût et ajoutez du poivre noir moulu si nécessaire. Laisser refroidir au moins une heure avant de servir.

Apprécier!!

Salade mexicaine de haricots

Ingrédients

Boîte de haricots noirs

Boîte de haricots

Boîte de haricots cannellini

2 poivrons verts, hachés

2 poivrons rouges

Un paquet de grains de maïs congelés

1 oignon rouge, haché finement

Huile d'olive

1 cuillère à soupe. Vinaigre de vin noir

½ tasse de jus de citron

Sel

1 ail, écrasé

1 cuillère à soupe. Coriandre

1 cuillère à café de cumin moulu

Poivre noir

1 cuillère à café de sauce au poivre

1 cuillère à café de piment en poudre

méthode

Prenez un bol et mélangez les haricots, le poivron, le maïs surgelé et l'oignon rouge. Maintenant, prenez un autre petit bol, mélangez l'huile, le vinaigre de vin, le jus de citron, la coriandre, le cumin, le poivre noir, puis assaisonnez au goût et ajoutez la sauce piquante avec la poudre de chili. Verser le mélange de vinaigrette et bien mélanger. Laissez-les refroidir environ une heure ou deux avant de servir.

Apprécier!!

Salade de pâtes au bacon

Ingrédients

Une boîte de pâtes rotini tricolores non cuites

9-10 tranches de bacon

Une tasse de mayonnaise

Mélange de vinaigrette

1 cuillère à café d'ail en poudre

1 cuillère à café d'ail pimenté

1/2 tasse de lait

1 tomate, hachée

Boîte d'olives noires

Une tasse de fromage cheddar, râpé

méthode

Mettez de l'eau salée dans une casserole et portez à ébullition. Y faire cuire les pâtes jusqu'à ce qu'elles ramollissent, environ 8 minutes. Maintenant, prenez une poêle et faites chauffer l'huile dans la poêle et faites-y revenir les lardons et quand ils sont cuits, égouttez-les et hachez-les. Prenez un autre bol et ajoutez-y le reste des ingrédients, puis ajoutez les pâtes et le bacon. Servir bien mélangé.

Apprécier!!

Salade de pommes de terre rouges

Ingrédients

4 jeunes pommes de terre rouges, nettoyées et lavées

2 oeufs

Une livre de bacon

Oignon, haché finement

Branche de céleri hachée

Environ 2 tasses de mayonnaise

Sel et poivre au goût

méthode

Mettez de l'eau salée dans une casserole et portez-la à ébullition, puis ajoutez les pommes de terre nouvelles dans la casserole et faites-les cuire environ 15 minutes, jusqu'à ce qu'elles soient tendres. Puis égouttez les pommes de terre et laissez-les refroidir. Maintenant, mettez les œufs dans une casserole et couvrez-les d'eau froide, puis portez l'eau à ébullition, puis retirez la casserole du feu et mettez-la de côté. Faites maintenant cuire le bacon, égouttez-le et mettez-le de côté. Ajoutez maintenant les ingrédients avec les pommes de terre et le bacon et mélangez bien. Refroidir et servir.

Apprécier!!

Salade de haricots noirs et couscous

Ingrédients

Une tasse de couscous, non cuit

Environ deux tasses de bouillon de poulet

Huile d'olive

2-3 cuillères à soupe. Jus de citron vert

2-3 cuillères à soupe. Vinaigre de vin noir

Kim

2 oignons verts, hachés

1 poivron rouge, haché

Coriandre, fraîchement hachée

Une tasse de grains de maïs congelés

Deux boîtes de haricots noirs

Sel et poivre au goût

méthode

Porter à ébullition la soupe au poulet, puis incorporer le couscous et cuire en couvrant la casserole et en la laissant de côté. Mélangez maintenant l'huile d'olive, le jus de citron vert, le vinaigre et le cumin, puis ajoutez l'oignon, le poivron, la coriandre, le maïs, les haricots et le pelage. Mélangez maintenant tous les ingrédients puis laissez refroidir quelques heures avant de servir.

Apprécier!!

Salade de poulet grecque

Ingrédients

2 tasses de poulet cuit

1/2 tasse de carottes, tranchées

1/2 tasse de concombre

Environ une tasse d'olives noires hachées

Environ une tasse de fromage feta, haché ou émietté

Vinaigrette à l'italienne

méthode

Prenez un grand bol, mettez le poulet cuit, les carottes, le concombre, les olives et le fromage et mélangez bien. Maintenant, ajoutez le mélange de vinaigrette et mélangez bien à nouveau. Refroidissez maintenant le bol en le couvrant. Servir une fois refroidi.

Apprécier!!

Fantastique salade de poulet

Ingrédients

½ tasse de mayonnaise

2 cuillères. vinaigre de cidre de pomme

1 ail, émincé

1 cuillère à café d'aneth frais, haché finement

Une demi-livre de poitrine de poulet cuite sans peau et désossée

½ tasse de fromage feta, haché

1 poivron rouge

méthode

Bien mélanger la mayonnaise, le vinaigre, l'ail et l'aneth et laisser au réfrigérateur pendant au moins 6-7 heures ou toute la nuit. Maintenant, mélangez-y le poulet, les poivrons et le fromage, puis laissez-le refroidir pendant quelques heures, puis servez une salade saine et délicieuse.

Apprécier!!

Salade de poulet au curry de fruits

Ingrédients

4-5 poitrines de poulet, cuites

Branche de céleri hachée

Oignon vert

Environ une tasse de raisins secs dorés

Pomme pelée et tranchée

Noix de pécan, grillées

Raisins verts, épépinés et coupés en deux

poudre de curry

Une tasse de mayonnaise faible en gras

méthode

Prenez un grand bol et mettez-y tous les ingrédients, tels que le céleri, l'oignon, les raisins secs, les pommes tranchées, les pacanes grillées, les raisins verts sans pépins avec de la poudre de curry et de la mayonnaise et mélangez bien. Lorsqu'ils sont bien combinés, laissez-les reposer quelques minutes, puis servez la délicieuse et saine salade de poulet.

Apprécier!!

Une merveilleuse salade de poulet au curry

Ingrédients

Environ 4-5 poitrines de poulet sans peau et désossées, coupées en deux

Une tasse de mayonnaise

Environ une tasse d'ajvar

une cuillère à café de poudre de curry

Environ une cuillère à café. de poivre

Noix de pécan, environ une tasse, hachées

Une tasse de raisins, épépinés et coupés en deux

1/2 tasse d'oignon, haché finement

méthode

Prenez un grand récipient, faites-y cuire le blanc de poulet pendant environ 10 minutes et quand il est cuit, déchirez-le en morceaux avec une fourchette. Puis égouttez-les et laissez-les refroidir. Maintenant, prenez un autre bol et ajoutez la mayonnaise, l'ajvar, la poudre de curry et le poivre et mélangez. Ensuite, mélangez la poitrine de poulet cuite et effilochée dans le mélange, puis ajoutez les noix de pécan, la poudre de curry et le poivre. Refroidir la salade au réfrigérateur pendant quelques heures avant de servir. Cette salade est un choix idéal pour les hamburgers et les sandwichs.

Apprécier!

Salade de carottes épicée

Ingrédients

2 carottes, hachées

1 ail, émincé

Environ une tasse d'eau 2-3 c. Jus de citron

Huile d'olive

Sel, au goût

Poivre à goûter

flocons de piment rouge

Persil, frais et haché

méthode

Placez la carotte au micro-ondes et faites-la cuire quelques minutes avec de l'ail haché et de l'eau. Retirer du micro-ondes lorsque les carottes sont cuites et ramollies. Puis égouttez les carottes et mettez-les de côté. Ajoutez maintenant le jus de citron, l'huile d'olive, les flocons de piment, le sel et le persil dans le bol de carottes et mélangez bien. Laissez refroidir pendant quelques heures, puis la salade épicée et délicieuse est prête à servir.

Apprécier!!

Salade de pommes à l'asiatique

Ingrédients

2-3 cuillères à café. Vinaigre de riz 2-3 cuillères à soupe. Jus de citron vert

Sel, au goût

Sucre

1 cuillère à café de sauce de poisson

1 jicama en julienne

1 pomme, hachée

2 oignons nouveaux, hachés finement

menthe

méthode

Le vinaigre de riz, le sel, le sucre, le jus de citron vert et la sauce de poisson doivent être bien mélangés dans un bol de taille moyenne. Quand ils sont bien mélangés, mélangez le jicama en julienne avec les pommes hachées dans un bol et mélangez bien. Ensuite, les côtelettes d'oignons verts et de menthe sont ajoutées et mélangées. Avant de servir la salade avec un sandwich ou un burger, laissez-la refroidir un moment.

Apprécier!!

Salade de courgettes et d'orzo

Ingrédients

1 courgette

2 oignons nouveaux, hachés

1 courge jaune

Huile d'olive

Boîte d'orzo cuit

Aneth

Persil

½ tasse de fromage de chèvre, haché

Poivre et sel, au goût

méthode

Les courgettes, les oignons nouveaux hachés et les courgettes jaunes sont sautés dans l'huile d'olive à feu moyen. Faites-les cuire quelques minutes jusqu'à ce qu'ils ramollissent. Maintenant, transférez-les dans un bol, versez l'orzo cuit, le persil, le fromage de chèvre râpé, l'aneth, le sel et le poivre dans le bol et mélangez à nouveau. Laisser refroidir la salade quelques heures avant de servir.

Apprécier!!

Salade de fruits au cresson

Ingrédients

1 pastèque coupée en cubes

2 pêches, coupées en tranches

1 botte de cresson

Huile d'olive

½ tasse de jus de citron

Sel, au goût

Poivre à goûter

méthode

Mélanger les cubes de pastèque et les rondelles de pêche avec le cresson dans un bol de taille moyenne et arroser d'huile d'olive et de jus de citron vert. Assaisonnez-les ensuite selon votre goût et, si nécessaire, salez et poivrez selon votre goût. Lorsque tous les ingrédients sont facilement et correctement mélangés, mettez-le de côté ou vous pouvez le laisser au réfrigérateur pendant quelques heures, puis la salade de fruits délicieuse et saine est prête à servir.

Apprécier!!

salade César

Ingrédients

3 gousses d'ail, hachées

3 anchois

½ tasse de jus de citron

1 cuillère à café de sauce Worcestershire

Huile d'olive

Jaune d'œuf

1 tête de romaine

½ tasse de fromage style parmesan, râpé

Croûtons

méthode

Écrasez les gousses d'ail hachées avec les anchois et le jus de citron, puis ajoutez la sauce Worcestershire avec le sel, le poivre et le jaune d'œuf et mélangez à nouveau jusqu'à consistance lisse. Ce mélange doit être fait à l'aide d'un mélangeur à basse vitesse, puis ajouter lentement et progressivement l'huile d'olive, puis verser la romaine. Ensuite, laissez le mélange pendant un certain temps. Servir la salade avec le parmesan et la vinaigrette pour croûtons.

Apprécier!!

Salade de poulet à la mangue

Ingrédients

2 Poitrines de poulet, désossées, coupées en morceaux

Souhaits de Mesclun

2 mangues en dés

¼ tasse de jus de citron

1 cuillère à café de gingembre, râpé

2 cuillères à café de Miel

Huile d'olive

méthode

Le jus de citron et le miel doivent être fouettés dans un bol, le gingembre râpé et l'huile d'olive doivent être ajoutés. Après avoir bien mélangé les ingrédients dans le bol, mettez-le de côté. Ensuite, faites griller le poulet et laissez-le refroidir, et après refroidissement, coupez le poulet en cubes faciles à croquer. Ensuite, mettez le poulet dans un bol et mélangez-le bien avec les légumes verts et la mangue. Après avoir bien mélangé tous les ingrédients, laissez-le refroidir et servez ensuite la salade délicieuse et intéressante.

Apprécier!!

Salade d'oranges à la mozzarella

Ingrédients

2-3 oranges, coupées en tranches

Mozzarella

Feuilles de basilic frais, déchirées en morceaux

Huile d'olive

Sel, au goût

Poivre à goûter

méthode

Mélanger les tranches de mozzarella et d'orange avec les feuilles de basilic frais déchirées. Après les avoir bien mélangés, saupoudrez d'huile d'olive sur le mélange et assaisonnez comme vous le souhaitez. Ensuite, si nécessaire, salez et poivrez selon votre goût. Laissez la salade refroidir pendant quelques heures avant de servir, car cela donnera à la salade les bonnes saveurs.

Apprécier!!

Salade aux trois haricots

Ingrédients

1/2 tasse de vinaigre de cidre de pomme

Environ une tasse de sucre

Une tasse d'huile végétale

Sel, au goût

½ tasse de haricots verts

½ tasse de haricots jaunes

½ tasse de haricots

2 têtes d'oignon rouge, haché finement

Sel et poivre au goût

Feuilles de persil

méthode

Placer le vinaigre de cidre de pomme avec l'huile végétale, le sucre et le sel dans une casserole et porter à ébullition, puis ajouter les haricots verts avec l'oignon rouge émincé et laisser mariner pendant au moins une heure. Au bout d'une heure, salez au goût, salez et poivrez et servez avec du persil frais.

Apprécier!!

Salade de tofu au miso

Ingrédients

1 cuillère à café de gingembre, haché finement

3-4 cuillères à soupe. du miso

Eau

1 cuillère à soupe. vinaigre de vin de riz

1 cuillère à café de sauce soja

1 cuillère à café de pâte de piment

1/2 tasse d'huile d'arachide

Jeunes épinards, hachés

½ tasse de tofu, coupé en morceaux

méthode

Le gingembre haché doit être réduit en purée avec du miso, de l'eau, du vinaigre de vin de riz, de la sauce soja et de la pâte de piment. Ensuite, ce mélange doit être mélangé avec une demi-tasse d'huile d'arachide. Lorsqu'ils sont bien mélangés, ajouter les dés de tofu et les épinards hachés. Refroidir et servir.

Apprécier!!

Salade de radis japonais

Ingrédients

1 pastèque, coupée en tranches

1 radis, tranché

1 oignon nouveau

1 chaîne de souhaits pour les bébés

Mirin

1 cuillère à café de vinaigre de vin de riz

1 cuillère à café de sauce soja

1 cuillère à café de gingembre, râpé

Sel

huile de sésame

Huile végétale

méthode

Placer la pastèque, le radis avec les oignons nouveaux et les légumes verts dans un bol et réserver. Maintenant, prenez un autre bol, ajoutez le mirin, le vinaigre, le sel, le gingembre râpé, la sauce soja avec l'huile de sésame et l'huile végétale, puis mélangez bien. Lorsque les ingrédients dans le bol sont bien mélangés, étalez ce mélange sur le bol avec les pastèques et les radis. C'est une salade tellement intéressante mais très savoureuse prête à servir.

Apprécier!!

Cobb du sud-ouest

Ingrédients

1 tasse de mayonnaise

1 tasse de babeurre

1 cuillère à café de sauce Worcestershire piquante

1 cuillère à café de coriandre

3 oignons nouveaux

1 cuillère à soupe. épluchure d'orange

1 ail, émincé

1 tête de romaine

1 avocat, coupé en dés

Jicama

½ tasse de fromage pointu, haché ou émietté

2 oranges, coupées en quartiers

Sel, au goût

méthode

La mayonnaise et le babeurre doivent être écrasés avec de la sauce Worcestershire piquante, de la ciboule, du zeste d'orange, de la coriandre, de l'ail haché et du sel. Maintenant, prenez un autre bol et mélangez la romaine, l'avocat et le jicama avec les oranges et le fromage râpé. Versez maintenant la purée de babeurre sur le bol avec les oranges et réservez avant de servir pour que la salade ait son vrai goût.

Apprécier!!

Pâtes Caprese

Ingrédients

1 paquet de Fusilli

1 tasse de mozzarella, coupée en cubes

2 tomates, dénoyautées et hachées

Feuilles de basilic frais

¼ tasse de pignons de pin grillés

1 ail, émincé

Sel et poivre au goût

méthode

Faites cuire les beignets selon les instructions, puis mettez-les de côté pour refroidir. Une fois refroidi, mélangez-le avec de la mozzarella, des tomates, des pignons de pin frits, de l'ail haché et des feuilles de basilic et assaisonnez comme vous le souhaitez, et ajoutez du sel et du poivre si vous le souhaitez. Mettez tout le mélange de salade de côté pour refroidir, puis servez-le avec des sandwichs ou des hamburgers ou n'importe quel plat.

Apprécier!!

Salade de truite fumée

Ingrédients

2 cuillères. vinaigre de cidre de pomme

Huile d'olive

2 oignons émincés

1 cuillère à café de raifort

1 cuillère à café de moutarde de Dijon

1 cuillère à café de miel

Sel et poivre au goût

1 boîte de truite fumée, en feuilles

2 pommes, coupées en tranches

2 betteraves, tranchées

roquette

méthode

Prenez un grand bol et ajoutez la truite fumée émiettée avec les pommes en julienne, les betteraves et la roquette, puis mettez le bol de côté. Maintenant, prenez un autre bol et mélangez le vinaigre de cidre de pomme, l'huile d'olive, le raifort, l'échalote hachée, le miel et la moutarde de Dijon, puis assaisonnez le mélange au goût, puis ajoutez du sel et du poivre au besoin, selon votre goût. Maintenant, prenez ce mélange et versez sur un bol de pommes en julienne et mélangez bien, puis servez la salade.

Apprécier!!

Salade d'oeufs aux haricots

Ingrédients

1 tasse de haricots verts, blanchis

2 radis, coupés en rondelles

2 oeufs

Huile d'olive

Sel et poivre au goût

méthode

Faites d'abord bouillir la bette à carde dans les œufs, puis mélangez-la avec des haricots verts blanchis et des radis tranchés. Mélangez bien, puis arrosez d'huile d'olive et salez et poivrez au goût. Lorsque tous les ingrédients sont bien mélangés, réserver et laisser refroidir. Une fois le mélange refroidi, la salade est prête à servir.

Apprécier!!

Salade d'Ambrois

Ingrédients

1 tasse de lait de coco

2-3 tranches de zeste d'orange

Quelques gouttes d'essence de vanille

1 tasse de raisins, tranchés

2 mandarines, coupées en tranches

2 pommes, coupées en tranches

1 noix de coco, râpée et grillée

10-12 noix moulues

méthode

Prenez un bol de taille moyenne et mélangez le lait de coco, le zeste d'orange et l'essence de vanille. Lorsqu'il est bien fouetté, ajoutez des tranches de mandarine avec des tranches de pommes et des raisins. Après avoir bien mélangé tous les ingrédients, laissez refroidir au réfrigérateur pendant une heure ou deux avant de servir la délicieuse salade. Lorsque la salade a refroidi, servez-la avec un sandwich ou des hamburgers.

Apprécier!!

Salade de quartier

Ingrédients

Une tasse de mayonnaise

Une tasse de fromage bleu

1/2 tasse de babeurre

échalote

Écorces de citron

sauce Worcestershire

Feuilles de persil frais

Coins d'iceberg

1 oeuf, dur

1 tasse de bacon, émietté

Sel et poivre au goût

méthode

La mayonnaise au fromage bleu, babeurre, échalotes, sauce, zeste de citron et persil doit être réduite en purée. Après avoir fait la purée, assaisonnez-la comme vous le souhaitez et, si nécessaire, ajoutez du sel et du poivre au goût. Maintenant, prenez un autre bol et déposez les tranches d'iceberg dans le bol d'œuf mimosa, de sorte que l'œuf mimosa tache les œufs durs à travers la passoire. Versez maintenant la purée de mayonnaise sur le bol avec les tranches et le mimosa, puis mélangez bien. Servir la salade en étalant du bacon frais dessus.

Apprécier!!

Salade de piment espagnol

Ingrédients

3 oignons nouveaux

4-5 olives

2 piments

2 cuillères. Vinaigre de Xérès

1 tête de paprika fumé

1 tête de romaine

1 poignée d'amandes

Une gousse d'ail

Tranches de pain

méthode

Les oignons nouveaux sont grillés puis coupés en morceaux. Maintenant, prenez un autre bol et ajoutez des pimientos et des olives avec des amandes, du paprika fumé, du vinaigre, de la romaine et des oignons de printemps grillés et hachés. Bien mélanger les ingrédients dans un bol et réserver. Maintenant, les tranches de pain sont grillées et, lorsqu'elles sont grillées, des gousses d'ail sont frottées dessus, puis le mélange de piment est versé sur le pain cuit.

Apprécier!!

Salade de mimosa

Ingrédients

2 œufs durs

½ tasse de beurre

1 tête de laitue

Vinaigre

Huile d'olive

Herbes, hachées

méthode

Prenez un bol de taille moyenne et mélangez la laitue, le beurre avec le vinaigre, l'huile d'olive et les herbes hachées. Après avoir correctement mélangé les ingrédients dans le bol, laissez le bol pendant un certain temps. Pendant ce temps, préparez le mimosa. Pour préparer le mimosa, écalez d'abord les œufs durs, puis égouttez les œufs durs à l'aide d'une passoire, et l'œuf mimosa est prêt. Maintenant, versez cet œuf mimosa sur un bol de salade, avant de servir la délicieuse salade de mimosa.

Apprécier!!

Waldorf classique

Ingrédients

1/2 tasse de mayonnaise

2-3 cuillères à soupe. Crème aigre

2 ciboulette

2-3 cuillères à soupe. Persil

1 zeste et jus de citron

Sucre

2 pommes, hachées

1 branche de céleri, hachée

Noix

méthode

Prenez un bol et fouettez la mayonnaise, la crème sure à la ciboulette, le zeste et le jus de citron, le persil, le poivre et le sucre. Lorsque les ingrédients dans le bol sont bien mélangés, mettez-le de côté. Maintenant, prenez un autre bol et mettez-y les pommes, le céleri haché et les noix. Maintenant, prenez le mélange de mayonnaise et mélangez-le avec les pommes et le céleri. Bien mélanger tous les ingrédients, mettre le bol de côté et servir la salade.

Apprécier!!

www.ingramcontent.com/pod-product-compliance
Lightning Source LLC
Chambersburg PA
CBHW070410120526
44590CB00014B/1341